PUBLICATIONS DU JOURNAL DES SCIENCES MÉDICALES DE LILLE.

L'OPÉRATION CÉSARIENNE

AUX

ÉTATS-UNIS

PAR

M. LE DOCTEUR G. EUSTACHE,

Professeur de clinique chirurgicale à l'Université catholique de Lille,
Chirurgien en chef de l'hôpital Sainte-Eugénie,
Ancien professeur agrégé, lauréat et chef de clinique de la Faculté de Montpellier, etc.

PARIS,
LIBRAIRIE J.-B. BAILLIERE ET FILS,
19, RUE HAUTEFEUILLE, 19
(près le boulevard Saint-Germain).
1879.

L'OPÉRATION CÉSARIENNE

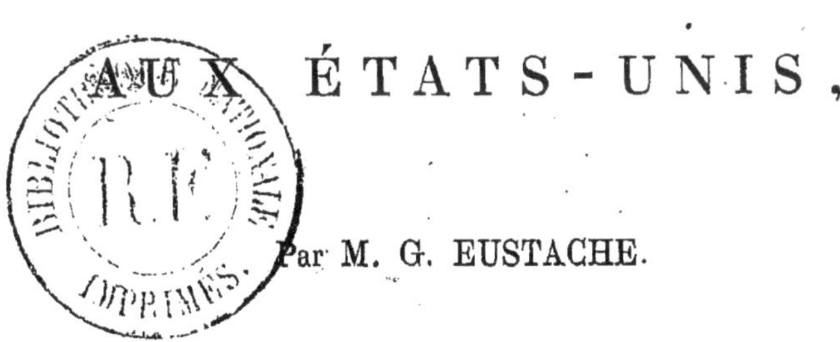

AUX ÉTATS-UNIS,

Par M. G. EUSTACHE.

I. — Pour juger une intervention chirurgicale grave et susceptible d'être mortelle, il est deux façons de procéder : la première, c'est de ne considérer que le but à atteindre, n'importe le résultat qui doive s'en suivre ; la seconde, c'est de peser comparativement les chances de succès et de revers, et de ne se décider qu'en connaissance de cause pour l'intervention qui renferme en elle le plus d'éléments favorables. C'est cette seconde manière qui nous paraît la plus rationnelle, la seule pratique, celle que tout chirurgien, vraiment digne de ce nom, doit employer en toutes circonstances ; nous ne faisons pas d'exception à cette règle, même en ce qui concerne l'opération césarienne.

Que s'il nous était démontré que cette opération est suivie dans tous les cas de la mort de la femme, nous nous expliquerions, jusqu'à un certain point, qu'on ait pu recommander et pratiquer la crâniotomie sur l'enfant vivant, en dépit de ce principe de droit naturel qu'il n'est jamais permis de donner directement la mort à un innocent pour sauver un autre individu, en dépit surtout des enseignements de l'Eglise catholique sur la nécessité d'assurer le salut éternel d'une âme au lieu de la compromettre sciemment.

Quant à la crâniotomie pratiquée sur l'enfant *mort*, nous n'hésiterions certainement pas à la recommander et à la pratiquer nous même, si l'on nous fournissait la démonstration dont il s'agit.

Mais si, au contraire, l'opération césarienne n'est pas forcément mortelle, si même elle présente des chances considérables de succès, et si ces chances égalent ou dépassent celles des opérations qui consomment le sacrifice de l'enfant, notre appréciation, comme celle de tout médecin sérieux, devient absolument différente. En présence de deux dangers égaux, l'hésitation ne saurait être permise, et on doit immédiatement se décider pour l'intervention qui, assurant d'une façon presque certaine la vie de l'un des deux êtres, laisse au salut de l'autre un espoir à peu près égal. Tel est l'avantage des statistiques.

Celles-ci ne peuvent avoir, en vérité, qu'une valeur relative, car elles réunissent toute une série de faits n'ayant, entr'eux, que des relations plus ou moins éloignées et plus ou moins dissemblables, mais leur importance n'en est pas moindre ; cette importance s'accroît en présence d'une opération grave et encore diversement jugée ; pour nous, elle est essentielle dans la question de l'opération césarienne, et elle l'est d'autant plus qu'elle ne fait que corroborer les sages préceptes dont tout médecin chrétien ne saurait et ne devrait jamais se départir.

En effet, *de par la statistique la cause de l'opération césarienne est gagnée.*

Il importe que cette vérité soit connue, non seulement pour convertir les adversaires de cette opération, qui ne sont guidés le plus souvent hélas ! que par des motifs extra-scientifiques, mais encore pour raffermir ces partisans, que les clameurs des voisins pourraient peut-être ébranler et rendre hésitants, et aussi pour la faire partager aux masses qui n'opposeront plus alors des obstacles presqu'invincibles à l'intervention du médecin et lui permettront d'agir en temps opportun.

C'est à ce titre qu'il est utile de faire connaître tous les éléments du procès, toutes les statistiques qui se font jour, quel que soit le pays où elles naissent, et quel qu'en soit l'auteur.

Ce travail est fait déjà pour les pays d'Europe ; on en trouvera les éléments dans la plupart des Traités d'accouchements, dans les thèses d'agrégation de M. Guéniot (1866) et de M. de Soyre (1875), ainsi que dans l'excellent *Cours d'accouchements* de M. E. Hubert, de Louvain. Nous avons été heureux de les voir reproduits, sagement discutés et commentés par notre collègue et ami, le docteur Vanverts (1), dans une leçon qu'il vient de publier, et dans laquelle se trouvent rappelés et les statistiques précédemment publiées et les enseignements qui en découlent. Ainsi que nous le disons plus bas, l'appréciation en varie suivant les auteurs ; mais notre collègue montre victorieusement que cette variation est presque toujours le résultat d'opinions préconçues et non de l'examen impartial des faits. C'est un résumé fort intéressant, que chacun pourra consulter avec fruit.

L'examen des statistiques européennes a conduit à divers résultats : les uns y voient la condamnation de l'opération césarienne ; les autres, au contraire, y voient sa justification. Sans vouloir entrer nous-même dans ce champ clos, nous dirons qu'il nous semble que les premiers ont tort et les seconds ont raison, et que, même d'après les résultats publiés, l'opération césarienne peut et doit être tentée dans la majorité des cas, de préférence aux autres manœuvres obstétricales qui, en consommant le sacrifice de l'enfant, exposent la mère à des dangers tout aussi sérieux, sinon plus graves.

Pourtant, je conviens sans peine que, puisque la chose paraît encore litigieuse, puisque la conclusion qui précède est combattue par un très-grand nombre d'accoucheurs français et étrangers, puisque surtout elle est contestée et violemmen combattue par toute une école importante, l'école de Paris, où l'on proclame hardîment le dogme de la crâniotomie et la condamnation de l'hystérotomie, il est éminemment bon et utile d'accumuler les preuves, de grossir les statistiques, et c'est pour cela qu'il m'a paru de la plus haute importance de porter à la connaissance du public médical français la récente statistique des opérations césariennes pratiquées aux Etats-Unis.

Celle-ci a été dressée par le docteur Robert P. Harris, de Philadelphie, et a paru dans *l'American journal of the medical sciences* (nos du 15 avril et 15 juillet 1878 et 15 janrier 1879) ; la traduction que j'en ai faite a déjà été publiée dans les *Archives de Tocologie* (nos de mars et avril 1879) et je renvoie à ces sources le lecteur de cette note qui voudra en connaître absolument tous les détails. Si j'y reviens aujourd'hui, c'est uniquement dans le but d'en rappeler les principaux faits, et de corroborer la conclusion qui précède, à savoir que, de par la statistique, la cause de l'opération

(1) Vanverts. — *Clinique obstétricale. De l'opération césarienne pendant la vie.* — Lille, J. Lefort, 1879.

césarienne est gagnée. Cette cause intéresse trop les lecteurs de ce journal, pour ne pas mériter d'arrêter un instant leur attention.

Je rappelle ici les quelques mots que j'ai cru devoir placer en tête de la traduction intégrale du dernier mémoire du docteur R. P. Harris. A nous, disais-je et répéterai-je encore, qui croyons fermement que la vie de l'enfant mérite tout autant de respect et de considération que la vie de la mère ; à nous qui conséquemment jugeons que l'opération césarienne, qui sauvegarde la vie des deux êtres qui nous sont confiés, doit être l'opération de préférence et d'élection ; à nous qui ne saurions admettre qu'on attente formellement et directement à la vie d'un enfant, il ne nous déplaît pas de faire connaître un travail qui est basé exclusivement sur la statistique ; qui repose uniquement sur les faits, où les mots de *religion*, de *conscience* et de *devoir*, ne sont pas même prononcés, et n'ont jamais été les mobiles de la conduite des opérateurs. Que si, malgré ces conditions, la conclusion est la même de part et d'autre, et si l'opération césarienne de par la statistique reste l'opération d'élection, combien s'en trouvera affermie l'opinion des médecins qui font entrer en ligne de compte les notions supérieures précédemment mentionnées.

II. — Depuis 1822 jusqu'en 1878, plus de 100 opérations césariennes ont été pratiquées aux Etats-Unis. Le docteur Harris nous écrit, à la date du 27 mars dernier, que sa statistique s'élève aujourd'hui à 107 cas, sur lesquels 45 n'ont jamais été publiés. Ces observations lui ont été communiquées soit par les opérateurs eux-mêmes, soit par les médecins qui ont assisté aux opérations et qui ont suivi les malades. L'étude analytique qu'il en a donné déjà se rapporte aux 100 premiers cas ; nous y ajoutons les 7 nouveaux cas dont nous parle notre confrère : le résultat général est le suivant :

Femmes sauvées...	40	Enfants extraits vivants..	45
Id. mortes....	67	Id. morts.........	62
	107		107

Ces résultats ne présentent rien d'extraordinaire, puisque la mortalité est de 61 p. °/₀ pour les femmes, et de 56 p. °/₀ pour les enfants. Ils sont même inférieurs à ceux que l'on avait déjà notés dans les statistiques de Sprengel, de Guéniot et de Pihan-Dufeillay.

Mais notre auteur ne borne pas là ses recherches. Dans l'étude analytique des diverses observations que j'ai réunies, nous dit-il il m'a paru utile de séparer l'opération elle-même de ses résultats, ne mettant sur le compte de l'opération que ce dont elle est légitimement responsable et accordant une large place à l'examen des dangers qu'ont fait naître les délais, les erreurs, les tentatives infructueuses qui ont précédé, etc.

Pour apprécier sainement la question, il importe en effet de considérer trois points importants, à savoir :

1° Quel est le réel danger de l'opération, en tenant un compte équitable des conditions antérieures de la femme, du temps qu'elle a passé en travail, et de l'état physique de l'enfant ?

2° Quel est le degré de mortalité qu'il faut attribuer à l'état physique de la femme au moment de l'opération, aux tentatives infructueuses pour amener la délivrance à travers un bassin infranchissable, et au temps ainsi perdu ?

2° Quelle est la somme de mortalité liée directement à l'incision de l'utérus sur une femme épuisée ? On sait que cet organe surmené et fatigué perd ses propriétés anatomiques et physiologiques : sa couleur et sa consistance peuvent changer, et surtout sa propriété contractile peut disparaître.

Il refait, en un mot, pour les 107 opérations césariennes des Etats-Unis, ce que Pihan-Dufellay a fait dès 1861 pour la même opération en France et en Europe.

Les résultats de cette étude analytique sont tellement remarquables qu'ils méritent d'être signalés en premier lieu.

Le docteur Robert Harris divise ses observations en deux grandes catégories (nous reviendrons plus loin sur cette division); 1° les opérations faites à temps, c'est-à-dire dans un délai convenable, et 2° les opérations retardées.

Par l'étude minutieuse de ces 107 observations, il en range 28 dans la première catégorie, 79 dans la seconde.

Sur les 28 premières, il note 22 femmes gueries, soit **80 p. %** **de guérisons**, et seulement **20 p. % de mortalité**.

Pour les enfants, la proportion est encore meilleure, puisque sur 28 opérations, 24 enfants furent extraits vivants, soit **plus de 89 p. % de succès**, et moins de **11 p. % de revers**.

Par contre, quand il s'agit des opérations rétardées, les résultats s'aggravent considérablement. Sur 79 cas de ce genre, il ne note que 18 femmes sauvées et 22 enfants vivants, c'est-à-dire que la mortalité pour les femmes, qui était tout-à-l'heure de 20 °/₀, s'élève à plus de 77 °/₀; pour les enfants, de 11 p. °/₀, elle remonte brusquement à plus de 73 °/₀.

En présence de ces résultats si frappants, il était du plus haut intérêt de rechercher les causes qui, dans l'un comme dans l'autre cas, ont amené la mort, soit des enfants, soit des femmes.

On ne saurait dire, en effet, que le plus grand danger de l'opération césarienne réside dans l'ouverture de la cavité abdominale. Celle-ci est pratiquée dans une foule d'opérations chirurgicales où la mortalité est comparativement restreinte : pourquoi serait-elle plus dangereuse chez la femme enceinte? L'ovariotomie peut être pratiquée avec succès, quand il existe un fœtus dans la matrice; beaucoup de cas de laparotomie, quand l'utérus était rompu, se sont terminés par la guérison! A quoi donc serait dû le danger de l'opération césarienne retardée, si ce n'est à l'état même de l'utérus, modifié profondément dans sa structure par un travail excessif, et chez une femme entièrement épuisée!

Pour ce qui est de la mortalité des enfants, la cause peut en être rapportée toujours à un travail prolongé et aux pressions utérines qui en sont la suite : que celles-ci agissent en comprimant le cerveau, ou le système vasculaire, ou bien en déterminant une torsion de l'épine dans les cas de présentation transversale.

Des 52 enfants mort-nés qui composent le premier relevé du docteur Harris, 24 ont succombé à la suite des pressions utérines prolongées qui suivirent les longs retards apportés à la délivrance : 8 furent détruits par les instruments; 5 étaient dans une position transversale, et fortement serrés dans le bassin : 5 étaient morts avant le commencement du travail par suite d'une gestation prolongée : 2 succombèrent à une procidence du cordon : 1 à la suite de l'administration inconsidérée de l'ergot de seigle : 2 étaient avant terme; enfin dans les quatre cas restants, la cause de la mort n'est pas signalée.

Mais l'etude des causes de la mort des femmes opérées est bien autrement intéressante. Elle nous montre que la mort est, le plus souvent, indépendante de l'opération, et qu'elle est presque toujours le résultat des conditions physiques de la femme au moment de l'intervention chirurgicale.

L'*hémorrhagie*, quoi qu'en pensent certains chirurgiens, est assez rare : sur 56 cas de mort, il n'en est que 4 où elle a joué un rôle spécial : chez deux de ces femmes, il existait une tumeur fibreuse ; la troisième était une naine estropiée ; la quatrième avait eu une grossesse prolongée et le fœtus était putréfié et le travail ne s'établit pas. Il a pu y avoir quelques cas méconnus de mort par hémorrhagie chez des femmes réputées mortes d'épuisement.

La *péritonite* est la terreur des chirurgiens qui opèrent sur l'abdomen, quoiqu'aujourd'hui les gynécologistes la redoutent bien moins qu'autrefois. Pourtant cette grave complication est à craindre dans tous les cas de gastro-hystérotomie, même dans les plus favorables. Mais on peut se dire aussi qu'on a grandes chances de l'éviter par l'emploi hâtif du bistouri, tant que la femme est vigoureuse et que les contractions utérines sont actives ; car certaines variétés de péritonite à type adynamique se développent facilement chez les femmes épuisées.

Sur 18 opérations, suivies de péritonite et de mort, 4 seulement avaient été pratiquées moins d'un jour après le commencement du travail : les autres 14 avaient été faites entre un et quatre jours.

Il y a donc certainement une connexion intime entre le long délai et la péritonite qui en est le résultat. Il y a sans doute des exceptions des deux côtés ; mais la règle générale est en faveur de l'opération hâtive ; car, tout comme pour l'érysipèle, qui se rapproche beaucoup de la peritonite, celle-ci est favorisée par la débilité des sujets.

Un autre élément qui concourt à la production de la péritonite est l'*état de sensibilité* de l'utérus après un travail exagéré, vis-à-vis de l'inflammation traumatique. Tout comme un muscle violemment contus ne saurait être convenable pour doubler un lambeau dans une amputation, ainsi l'utérus fatigué, épuisé, contus, ne saurait pas, en quelque sorte, ne pas s'enflammer, et donner ainsi naissance à une métrite, une métro-péritonite, une phlébite et une septicémie. Ces risques ne sont pas à craindre avec un travail tout récent.

L'*épuisement* des malades a été notée également un grand nombre de fois comme cause de mort (15 sur 50) : il s'agit toujours d'un travail prolongé, variant de 26 heures à 15 jours, 7 opérées moururent avant 6 heures, 4 au second jour, 2 au troisième, 1 au quatrième et 1 au sixième. Je crois que, dans quelques-uns de ces cas, dits de *choc* ou *d'épuisement*, on doit invoquer en outre une influence septique.

Par suite de l'affaiblissement et de la ruine de la santé qu'elles entraînent, les *maladies antérieures* compromettent singulièrement le succès de l'opération dans certains cas. En Europe, la maladie déprimante habituelle est l'*ostéomalacie* qui est heureusement rare aux Etats-Unis. Ce qui est plus fréquent en Amérique, c'est le *rachitisme* qui, non content de rapetisser et de déformer le squelette, laisse après lui un état très-marqué de débilitation générale. L'*albuminurie*, les *tumeurs fibreuses de l'utérus*, la *coxalgie*, la *dysenterie*, les *fièvres intermittentes*, la *grossesse prolongée par occlusion du col :* telles sont les maladies antérieures que je relève dans le travail du docteur Harris.

J'ai noté 6 cas de tumeurs fibreuses dont 4 intra-utérines et 2 pelviennes; toutes sont mortes, sauf l'une des dernières qui avait, en outre, des accès de fièvre intermittente: elle avait été opérée après quatorze heures de travail.

3 cas de grossesse prolongée : 1 près de quarante-quatre mois, 1 de vingt et un à vingt-deux mois et la troisième de plusieurs semaines. Chez toutes, le fœtus était en putréfaction et la santé générale était déplorable. Deux étaient atteintes de péritonite locale qui fit naître des adhérences entre l'utérus et la paroi abdominale: l'opération se fit sans ouvrir le péritoine et elles guérirent. La troisième eut une péritonite par une indigestion au dixième jour et elle mourut. Toutes ces femmes avaient une occlusion inflammatoire de l'utérus ; on peut se demander si elles n'auraient pas pu être opérées moins dangereusement par la simple hystérotomie vaginale, puisque cette opération a réussi, même alors qu'on ne pouvait découvrir de traces de l'orifice utérin : la section étant faite sous les yeux même de l'opérateur, grâce à l'application préalable d'un large spéculum.

Les tumeurs fibreuses ne sont pas nécessairement une complication mortelle pour l'opération césarienne. Aux États-Unis, la mort s'en est toujours suivie. En France, on a été plus heureux, et tous ceux qui étudient cette question connaissent l'observation du docteur Cazin, de Boulogne. Ce chirurgien opéra, au quatrième jour, une femme affaiblie par l'hémorrhagie et en état d'inertie utérine. L'hémorrhagie fut arrêtée par cinq points de suture : la mère et l'enfant vécurent.

En somme, les causes de la mort pour l'enfant comme pour

mère proviennent en majeure partie des retards apportés à l'opération, et des conditions éminemment défavorables qui en résultent pour l'une et pour l'autre. Ceux qui répudient l'opération césarienne, et n'ésitent pas un seul instant à sacrifier l'enfant pour essayer de sauver la mère, font courir à celle-ci de très-grands dangers, et on doit se demander, d'après les résultats statistiques du Dr Harris, et de bien d'autres aussi, *si sauver l'enfant n'est pas souvent sauver la mère*.

Il semblerait, d'après ce qui précède, que telle est l'opinion et telle est aussi la manière de faire des accoucheurs américains; mais nous serions loin de la vérité en pensant ainsi. En Amérique, pas plus qu'en France, l'opération césarienne est en honneur; chez nous, l'enseignement officiel la proscrit en quelque sorte; M. Stoltz, à Strasbourg, M. Dumas, à Montpellier, s'en montrent bien les défenseurs, mais l'École de Paris, M. Pajot en tête, la repousse, et les enseignements de cette Ecole sont malheureusement suivis par la majorité des médecins français et étrangers.

Nous ne voulons pas faire intervenir en cette question les notions de conscience et de foi religieuse, sur lesquelles nous nous sommes précédemment expliqués; nous pensons qu'il est tout aussi utile de mettre sous les yeux du lecteur ce qu'écrit le Dr Harris à ce sujet, dans un chapitre de son travail intitulé : Augmentation de la mortalité de l'opération césarienne aux États-Unis :

« Au lieu de voir pendant ces dernières années augmenter le nombre de nos succès pour l'opérarion césarienne, comme pour toutes les autres variétés de chirurgie abdominale, nous sommes décidément en voie de décadence. J'attribue ce fâcheux résultat à ceux qui considèrent l'opération césarienne comme un dernier ressort — *last ressort* — et jamais comme une opération d'élection, à ceux qui écrivent et enseignent que la céphalotripsie doit être pratiquée dans tous les cas où l'instrument peut passer, alors même qu'ils savent bien que cette dernière opération est toute aussi dangereuse pour la mère que la gastro-hystérotomie. De là les tentatives infructueuses, les fautes grossières, les pertes de temps irréparables, les délais et les retards qui sont toujours mortels.

» Afin de faire saisir cette véritable décadence, j'ai divisé les 40 dernières années en 4 décades, et mis en regard les faits correspondants :

» De 1836 inclusivement à 1848 — 8 opérations, 6 femmes sauvées : 2 mortes : 5 enfants vivants : 3 opérations pratiquées à temps.

» De 1848 à 1858 — 27 opérations : 13 femmes guéries : 14 mortes : 15 enfants vivants : 8 opérations à temps.

» De 1858 à 1868—23 opérations : 13 femmes guéries : 10 mortes : 8 enfants vivants : 5 opérations à temps. Parmi les cas suivis de guérison pour la mère, nous en notons 8 où il n'y avait pas de difformité du bassin : 4 positions transversales du fœtus : 2 occlusions vaginales : 1 engorgement pierreux du rectum : et 1 où la tête fœtale était entièrement descendue dans l'excavation, et où l'opération était entièrement injustifiable : c'est ce que nous explique l'excessive mortalité des enfants.

» De 1868 à 1878. — 27 opérations : 4 femmes guéries : 23 mortes : 13 enfants vivants : 14 morts : 5 opération à temps : les autres pratiquées après 3, 4, 7 et 15 jours de travail.

» La cause de la mort notée dans ces cas nous indique suffisamment qu'elle a été la conséquence du travail prolongé : péritonite 8, épuisement 8, hémorrhagie et épuisement 8, hémorrhagie et épuisement 2, septicémie, etc.

» Nous avons encore là une preuve évidente de l'importance d'une intervention chirurgicale hâtive, si nous voulons sauver et la mère et l'enfant. Nous avons beau retourner le sujet de tous les côtés, il nous conduit toujours au même point, à la même conclusion. Nous avons toutes les chances de salut si nous opérons durant les premières heures du travail ; elles diminuent au fur et à mesure que nous attendons : et finalement tout espoir cesse.

» Jusqu'à ce que ces faits et ces vérités soient suffisamment connus des sages-femmes et des accoucheurs des États-Unis (nous nous empressons d'ajouter d'Europe et de France aussi), les mêmes erreurs se commettront.

» L'ignorance déployée dans les cas de ces dix dernières années est véritablement affligeante et décourageante. Il n'est pas moins écœurant de constater que 10 de ces cas de retard les plus déplorables et les plus funestes se sont passés dans les grandes villes, et dans celles où il existe des Écoles de médecine (qu'en pense M. le professeur d'accouchements de la Faculté de Paris?). Sur ces 10 cas, il y avait 8 bassins déformés et 2 rétrécissements par exostose. Les femmes sont restées en travail : 2 pendant 2 jours, 5 pendant 3 jours, 1 quatre jours, 1 cinq jours et 1 pendant plus longtemps encore. Combien parmi ces 23 femmes qui sont mortes pendant ces dix dernières années ont été au début entre les mains des accoucheuses? le fait n'est mentionné que pour 5 ; mais j'aime à croire, pour l'honneur de la profession, qu'il en a été toujours ainsi, et qu'on peut ainsi excuser ces inexcusables retards. »

III. — De ce qui précède, il résulte que le docteur Robert P. Harris est grand partisan de l'opération césarienne, pourvu que celle-ci soit pratiquée à temps, c'est-à-dire comme opération de choix et non comme opération de dernier recours. Or, que faut-il entendre par une opération césarienne pratiquée à temps ? et quelles sont les limites qui séparent cette première catégorie de celle des opérations retardées. Voici ce que dit, à ce sujet, le statisticien américain :

En examinant tous les faits que nous avons recueillis, il ressort clairement, pour nous, comme il ressortira pour tout le monde, que l'opération césarienne peut et doit amener le salut de la mère et de l'enfant, si elle est pratiquée de bonne heure.

Si une femme petite, naine, montre déjà des signes d'épuisement au bout de 2 à 6 heures, l'opération sera faite dans ce délai.

Si elle est robuste et que le pouls soit bon, on pourra retarder jusqu'à 10 et 12 heures, mais sans aller au-delà.

Dès que le col est suffisamment ouvert pour permettre l'écoulement du liquide et le drainage, on devra opérer.

En règle générale, l'opération la plus hâtive sera celle qui amènera le plus sûrement la guérison.

Les femmes robustes, bien portantes et non rachitiques, pourront, sans grand danger, attendre un peu plus longtemps, ainsi que le démontrent les observations où le fœtus était déjà engagé dans l'excavation.

Je croyais qu'une opération pratiquée dans les premières 24 heures du travail devait être considérée comme hâtive. Les cas nombreux dans lequel l'épuisement est survenue avant ce délai, ont changé mon opinion ; et une opération césarienne, remise à la fin du premier jour, est pour moi une opération retardée.

Il est évident qu'avec de pareilles prémisses, la conclusion de notre auteur est facile à prévoir pour lui :

L'opération césarienne est l'opération d'élection.

Telle n'est pas, on le sait, l'opinion des accoucheurs européens, anglais et français. M. Guéniot, dans son excellent article *Crâniotomie* du Dictionnaire encyclopédique des sciences médicales, la résume ainsi :

« En résumé, *lorsque le fœtus a cessé de vivre*, on voit que les indications de la crâniotomie sont fort simples à dégager. Elles peuvent, en effet, se réduire à la formule suivante :

» Mutiler le crâne toutes les fois que celui-ci est d'un volume disproportionné avec le calibre du canal pelvi-génital, pourvu que le diamètre le plus court offre au moins 4 centimètres d'étendue, et que les autres diamètres soient notablement supérieurs à ce dernier.

» Le fœtus, au contraire, est-il encore vivant, alors la question se complique et, parfois, sa solution devient fort embarrassante. Nous avons vu que, sous le rapport doctrinal, il existe deux opinions très-divergentes touchant les droits que le chirurgien peut exercer sur la vie de l'enfant. Pour les uns, ces droits sont limités et ne doivent jamais s'étendre jusqu'à provoquer directement la mort, tandis que, pour les autres, cette réserve ne serait pas applicable, du moment que les jours de la mère se trouvent gravement menacés.

» Dans la première opinion, il est aisé de voir que l'état de vie de l'enfant constitue, pour la crâniotomie, une contre-indication formelle ; et cela, au profit de l'opération césarienne, de la version podalique ou de l'expectation prolongée.

» Quant à la seconde opinion qui, de nos jours, — je dois le constater — compte au nombre de ses adhérents la grande majorité des médecins, elle règle ainsi qu'il suit les indications de la crâniotomie.

» Dans le cas où le rétrécissement pelvien n'est pas inférieur à 7 centimètres ou 7 centimètres et demi, on fait dans l'intérêt de l'enfant une ou deux applications prudentes de forceps.— Parfois, on a vu naître vivants des enfants dans de telles conditions. Moi-même j'ai pu extraire ainsi, *à terme* et sans qu'il en résulte d'accident pour la mère, une petite fille qui est aujourd'hui âgée de onze ans. — Si, comme c'est le fait de beaucoup le plus ordinaire, ces tentatives restent infructueuses, le chirurgien procède alors immédiatement à la crâniotomie. Lorsque le rétrécissement est moins prononcé, c'est-à-dire compris entre 8 et 9 centimètres, on insiste naturellement davantage sur l'emploi du forceps ; car les chances d'obtenir un enfant vivant, sans léser d'une manière grave les organes maternels, augmentent généralement en raison inverse du degré d'étroitesse du bassin. Mais, si ces efforts conservateurs ne réussissent pas, la mutilation du crâne, comme dans le cas précédent, se trouve aussitôt résolue. Enfin, toutes les fois que le diamètre le plus court n'atteint pas 7 centimètres, tout en restant supérieur au *point-limite* dont nous avons parlé, la crâniotomie est jugée seule applicable, et généralement on l'exécute dès que le permettent les conditions du travail. »

M. Pajot étend le champ de l'application de la céphalotripie jusqu'à des limites extrêmes. Nous l'avons entendu professer que cet instrument pouvait être appliqué même pour des rétrécissements n'excédant pas 27 m. m. Pourtant je ne sache pas que pareille opération ait été tentée. Le rétrécissement le plus considérable pour lequel M. Pajot ait appliqué le céphalotribe mesurait 36 m.m. L'opération dura 41 heures et elle n'était pas terminée quand la femme succomba.

Nous regrettons vivement que le docteur Harris n'ait pas fait le relevé de la mortalité de la céphalotripsie aux Etats-Unis, pour le mettre en parallèle avec les résultats de l'opération césarienne. Pourtant il établit que cette dernière lui paraît devoir être choisie de préférence en présence d'un rétrécissement de 6 centimètres et même de 6 centimètres et demi. Il insiste sur 15 de ses observations qui furent précédées de tentatives infructueuses de crâniotomie et qui amenèrent le salut de tous les enfants et la guérison de 13 femmes. Enfin, il cite plusieurs fois avec enthousiasme l'histoire de l'une des opérées que nous croyons devoir résumer ici :

Mistress Reybolds est une petite femme habitant Philadelphie, ayant 4 pieds 6 pouces de hauteur, et un bassin dont le diamètre antéro-postérieur atteint à peine 2 pouces (5 cent.). Avant l'année 1835, elle avait eu deux grossesses ; la délivrance avait été obtenue chaque fois par la crâniotomie, au prix de dangers tels que le docteur Meigs refusa de pratiquer une troisième crâniotomie lors de la troisième grossesse (elle avait alors 26 ans). Le professeur Gibson, appelé, propose l'opération césarienne et la pratique avant que les membranes ne soient rompues. La mère et l'enfant (fille) furent sauvées. Deux ans après, elle devient encore enceinte, et le même chirurgien pratique, au bout de dix heures de travail, une seconde opération césarienne, également suivie de succès pour la mère et pour l'enfant (garçon). Depuis lors, cette famille a prospéré. En ce moment (avril 1878), Mistress Reybolds a 69 ans, est très-droite et bien portante ; sa fille a 43 ans et quatre enfants ; son fils a 40 ans et deux enfants.

Exemple splendide que feront bien de méditer tous les partisans quand même de la crâniotomie?

Dans cette même statistique nous relevons plusieurs faits d'opérations multiples chez la même femme. Le Dr Ecstep, réussit deux fois de suite, ainsi que le Dr Scudday. Le Dr Mérinar qui avait réussi deux fois, vit sa malade succomber de péritonite à la suite d'une troisième opération, etc. En tout 13 opérations pratiquées sur 6 femmes : résultat 3 femmes et 5 enfants perdus; donc 10 fois l'opération fut suivie de succès pour la mère et 8 fois pour l'enfant.

Les résultats obtenus en Amériqué ne concordent pas avec ceux des autres pays. Je ne veux pas envisager ce qui concerne la France, où les éléments de comparaison manquent: mais voici ceux d'un pays voisin :

Le Dr Th. Radfort a dressé, il y a quelques années, la statistique de l'opération césarienne en Angleterre et en Irlande. En examinant avec soin les résultats auxquels il est arrivé, nous trouvons une différence notable avec ceux qui ont été obtenus aux Etats-Unis, même pour les opérations pratiquées de bonne heure. C'est ainsi que sur 20 observations, où le travail ne datait que de 5 à 18 heures, il n'y eut qne 4 femmes sauvées ; 16 enfants vécurent. Aux Etats-Unis, la proportion est plus grande dans le nombre des femmes guéries, 60, 70 et 75 p. % au lieu de 25 p. %. La proportion des enfants vivants est la même dans les deux pays (de 75 à 80 p. %). Les cas du Dr Radfort se décomposent ainsi : 4, rachitisme; 9, ostéomalacie; 2, exostose du sacrum ; 2, épithélioma du col ; 1, cancer du rectum; 1, tumeur fibreuse du bassin ; 1, tumeur de la moelle. Furent sauvés : les 2 malades atteintes d'exostose du sacrum, l'une des deux qui avait un épithélioma du col, et l'une des neuf qui étaient affectées d'ostéomalacie.

Ainsi, en Angleterre il meurt une femme sur 5 dans les opérations hâtives; alors que le résultat général de la statisque est de 1 sur 6 2/3; c'est la un fait digne de remarque. Si nous étendons la limite du temps du travail à 24 heures, nous trouvons dans le même tableau du Dr Radfort 25 opérations avec 5 femmes guéries et 19 enfants sauvés, soit 24 et 76 p. %, par rapport à 16 et 57 p. %, qui est la moyenne de la statistique générale. Aux Etat-Unis, toujours dans la même limite de 24 heures, sur 25 femmes opérées, on doit espérer en sauver 12 à 15, c'est-à-dire de 50 à 60 p. %.

La différence des résultats peut être rapportée à la différence de position sociale et à la différence des habitudes ; l'humidité du climat, l'extrême pauvreté, la bière : telles sont les causes de la plus grande mortalité de l'opération césarienne en Angleterre.

La France, sous ce rapport, n'a rien à envier à la confédération américaine. Notre climat est loin d'être humide, du moins dans la majeure partie du pays ; la pauvreté des classes n'atteint pas le degré extrême qui est si commun dans les grands centres ouvriers du Royaume-Uni ; l'alcoolisme est très-rare chez les femmes, même des derniers degrés de l'échelle sociale ; la bière n'est consommée qu'en Flandre. Nous pouvons donc soutenir, avec beaucoup de raison et de vraisemblance, que les conditions générales des opérées étant à peu près semblables, les résultats devront l'être aussi, et que la proportion de 75 pour 100 de guérisons, donnée par notre auteur comme résultat des opérations hâtives, semblerait pouvoir être la même chez nous. Le passé ne paraît pas justifier notre déduction ; à l'avenir de démontrer si elle est réellement fondée.

Conclusion. — Nous ne poursuivrons pas davantage l'étude du travail du Dr Harris ; nous avons hâte d'arriver aux couclusious que l'auteur a déduites de ces minutieuses recherches. Les voici résumées en quelques lignes :

1° Une opération hâtive (ou pratiquée de bonne heure, *early*) aux Etats-Unis sauvera environ 3 femmes sur 4 (75 p. %) et autant d'enfants.

2° Une opération moyennement retardée ne sauvera plus qu'une femme sur 3 (33 p. %) et la moitié des enfants (ce calcul est basé sur les résultats observés sur 15 femmes, restées en travail de 18 à 44 heures).

3° Une opération franchement tardive, c'est-à-dire pratiquée seulement de 2 à 15 jours et plus après le début du travail entraînera la mort de 3, 4, et 5 femmes contre une suivant les circonstances, (la proportion des guérisons avec succès va donc en diminuant de 33 à 25, à 20 p. % et au-dessous).

Qu'il nous soit permis à notre tour de tirer de ce travail une déduction pour les praticiens de notre pays : Que ceux d'entre eux qui croient avec nous que le sacrifice d'un enfant n'est pas chose licite, se raffermissent ; qu'ils soient convaincus qu'en opérant de bonne heure ils ont grandes chances de réussir, et qu'ils modèlent leur pratique sur leur conviction ; ils ne tarderont certainement pas à enregistrer des succès, et même à convertir les adversaires acharnés de l'opération césarienne, les défenseurs ardents de l'embryotomie, qui est loin de donner entre leurs mains des résultats enviables.

Lille-Imp. L Danel

PRINCIPAUX TRAVAUX DU MÊME AUTEUR :

1° Étude clinique sur la fièvre traumatique (*Thèse inaugurale*). — Montpellier, décembre 1868.

2° La voix, la parole et leurs organes. In-8°, 120 pages. — Libr. Coulet, Montpellier, 1869.

3° De l'influence des travaux modernes sur la connaissance et le traitement des maladies virulentes (*Thèse d'agrégation*, 1872).

4° Recherches expérimentales sur le mode d'action des eaux minérales (*Montpellier médical*, juillet 1874).

5° Contribution à l'étude et au traitement de la stérilité chez la femme (Extrait des *Annales de Gynécologie*). — Paris, Lauwereyns, 1875.

6° Mémoire sur les kystes du vagin (Extrait des *Archives de Tocologie*). — Paris, A. Delahaye, 1878.

7° Étude sur la périnéoraphie pratiquée immédiatement après l'accouchement (avec *gravures*). — Paris, A. Delahaye, 1878.

8° Des luxations sous-astragaliennes; observation et réflexions. (Extrait des *Archives générales de Médecine*, novembre 1878).

9° Études tératologiques. — Mémoire sur un fœtus dérencéphale (de la famille des Anencéphaliens), avec *planche*. — Paris, J.-B. Baillière et fils, 1879.

www.ingramcontent.com/pod-product-compliance
Ingram Content Group UK Ltd.
Pitfield, Milton Keynes, MK11 3LW, UK
UKHW020958230726
13923UKWH00007B/2599